BEI GRIN MACHT SICH IHR
WISSEN BEZAHLT

- Wir veröffentlichen Ihre Hausarbeit,
  Bachelor- und Masterarbeit

- Ihr eigenes eBook und Buch -
  weltweit in allen wichtigen Shops

- Verdienen Sie an jedem Verkauf

Jetzt bei www.GRIN.com hochladen
und kostenlos publizieren

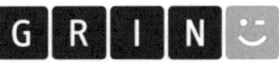

Bibliografische Information der Deutschen Nationalbibliothek:

Die Deutsche Bibliothek verzeichnet diese Publikation in der Deutschen National-bibliografie; detaillierte bibliografische Daten sind im Internet über http://dnb.d-nb.de/ abrufbar.

Impressum:

Copyright © 2019 GRIN Verlag
Druck und Bindung: Books on Demand GmbH, Norderstedt Germany
ISBN: 9783346096555

Dieses Buch bei GRIN:

https://www.grin.com/document/512466

Linda Dannroth

Wie entsteht ein Burnout? Anzeichen, Symptome und Prävention

GRIN Verlag

GRIN - Your knowledge has value

Der GRIN Verlag publiziert seit 1998 wissenschaftliche Arbeiten von Studenten, Hochschullehrern und anderen Akademikern als eBook und gedrucktes Buch. Die Verlagswebsite www.grin.com ist die ideale Plattform zur Veröffentlichung von Hausarbeiten, Abschlussarbeiten, wissenschaftlichen Aufsätzen, Dissertationen und Fachbüchern.

Besuchen Sie uns im Internet:

http://www.grin.com/

http://www.facebook.com/grincom

http://www.twitter.com/grin_com

Inhaltsverzeichnis

1 Einleitung

Die folgende Hausarbeit befasst sich mit dem Thema „Burnout als Krise". Der Begriff Burnout wird mittlerweile häufig, bei fast allen Erschöpfungszuständen, durch die Gesellschaft und sogar durch einen selbst genutzt. Mangelnde Leistungsfähigkeit wird schnell mit Burnout gleichgesetzt. Jede*r meint zu wissen was Burnout bedeutet. Was verbirgt sich tatsächlich hinter dieser Krise?

In Kapitel zwei wird der Begriff Krise, seine Bedeutung und die Entstehung einer solchen, anhand des Vulnerabilitäts-Stress-Modell und dem Dynamischen-Krisenmodell beschrieben. Im Anschluss wird die Strategie der Bewältigung und verschiedene Interventionsmöglichkeiten aufgeführt. Kapitel drei beschreibt den Begriff Burnout, daraufhin wird dessen Entstehung behandelt. Nachfolgend werden mögliche Anzeichen und Frühwarnzeichen sowie Symptome eines Burnouts aufgezeigt. Es folgt die Darstellung der schwierigen Unterscheidung zwischen Burnout und Depression und anschließend werden Faktoren aufgezeigt, welche ein Burnout begünstigen können. Auch wird die Bedeutung der Prävention und möglichen Therapien beleuchtet. Das Fallbeispiel Herr K. zeigt anschließend wie ein Burnout entstehen kann, welche Folgen damit einhergehen und wie Ressourcen und Stressbewältigung dabei helfen die Krise zu meistern. Abschließend wird in Kapitel fünf mein Erkenntnisgewinn durch die Ausarbeitung aufgezeigt.

2 Krise

2.1 Krise im Allgemeinen

Bisher versuchten einige Wissenschaftler*innen den Begriff Krise deutlich zu machen. Für Caplan ist eine Krise eine akute Überforderung, die durch hohe Belastung ausgelöst wird.[1] Ulrich hat diesen Begriff noch genauer beschrieben. Für ihn ist Stress der Auslöser einer Krise, welche letztlich auch in eine Depression münden kann. In dieser Situation sind Menschen einer hohen Belastung ausgesetzt und können ihre Aufgaben oft nicht mehr in gewohnter Weise umsetzten, sie werden emotional instabil, leiden unter Selbstzweifeln und können auf ihre Ressourcen nicht mehr zurückgreifen. Laut dem Institut für Krisenforschung werden alle internen und externen Vorkommnisse, durch die akute Gefahren für die Umwelt und/oder für sich selbst entstehen, als Krise bezeichnet.[2] Es ist möglich, dass die akute Überforderung in der Krise noch als vorübergehend empfunden wird. In einer akuten Krise jedoch, in der möglicherweise Selbst- oder Fremdgefährdung droht, muss umgehend Hilfestellung gegeben werden (psychiatrischen Notdienst, Rettungsdienst, Polizei verständigen).[3]

---

[1] vgl. Kunz, S.; Scheuermann, U.; Schürmann, I. (2009). Krisenintervention. Ein fallorientiertes Arbeitsbuch für Praxis und Weiterbildung (3. Aufl. S. 181). Weinheim/München: Juventa Verlag.
[2] vgl. Krisennavigator (2019). Krisenforschungsinstitut. Zugriff am 22.03.2019. Verfügbar unter www.Krisennavigator.de.
[3] vgl. Roth- Sachenheim, Christa; Hauth Iris (o.J.). Krise/Notfall: Akute psychische Krise. Zugriff am 22.03.2019. Verfügbar unter https://www.neurologen-und-psychiater-im-netz.org/krisenotfall/akute-psychische-krise/.

2.2 Vulnerabilitäts-Stress-Modell

Das Vulnerabilitäts-Stress-Modell, auch Verletzlichkeit-Stress-Modell genannt, betrachtet das Zusammenspiel zwischen der Umwelt, den biologischen Voraussetzungen und den vorhandenen Ressourcen eines Menschen, um so die Ursachen und Auslöser einer psychischen Erkrankung herauszufinden und dadurch geeignete Hilfestellung geben zu können. Es erklärt, dass Menschen unterschiedliche Verletzlichkeiten, d.h. die Bereitschaft des Organismus an einer bestimmten Krankheit zu erkranken, haben. Gründe hierfür können erworbene oder angeborene biologische Faktoren (z.b. Einfluss von Drogen), genetischen Veranlagungen (z.b. psychische Erkrankung der Eltern) oder psychosozialen Faktoren (z.b. kritische Lebensereignisse) sein. Wird die kritische Grenze der Belastbarkeit überschritten, besteht die Gefahr in eine psychische Krise zu geraten. Jeder Mensch hat seine eigene Grenze der Belastbarkeit. und reagiert mit Symptomen körperlicher und/oder psychischer Natur. Wie stark und schnell der/die Betroffene letztendlich in eine Krise fällt, hängt von der individuellen Verletzlichkeit, dem Stressempfinden und den vorhandenen Ressourcen des/der Einzelnen ab. Die individuelle Vulnerabilität ist die Ursache der psychischen Erkrankung, der zusätzliche Stress ist der Auslöser einer akuten Krise. Hat ein Mensch jedoch genügend Ressourcen und weiß diese in Momenten der Überforderung anzuwenden, ist die Wahrscheinlichkeit groß, eine solche Situation bewältigen zu können. Umso weniger Ressourcen vorhanden sind, umso größer wird das Risiko in eine Krise zu geraten.[4]

2.3 Dynamisches Krisenmodell

Krisen können von tolerierbaren Belastungen, bis hin zur absoluten Ausweglosigkeit, in den Suizid führen. Es gibt vorhersehbare Situationen die eine Krise auslösen können. Diese werden als normative Krise bezeichnet. Die nicht normativen, also nicht vorhersehbaren Krisen, sind durch Erlebnisse wie bspw. plötzlich unerwartete schwere Krankheit gezeichnet, und daher auch schwieriger zu verarbeiten. Unvorhersehbare Stressfaktoren spielen die größte Rolle bei der Entstehung einer Krise. Bspw. das Gefühl der Bedrohung, welches möglicherweise durch das Erlebnis eines Verlustes (Verlassen werden durch den Partner) ausgelöst wurde. In einer solchen Situation geraten Betroffene aus dem inneren Gleichgewicht und beängstigende Erlebnisse aus der Vergangenheit beherrschen das Bewusstsein. Oft greifen nun Bewältigungsstrategien, welche früher zur Verfügung standen nicht mehr. In einem solchen Fall ist es wichtig Strategien für das Umgehen mit der Stresssituation mit der/dem Betroffenen zu erarbeiten, um auch in einer eventuell erneuten Krise gerüstet zu sein.[5]

---

[4] vgl. Hammer, M.; Plößl I. (2015). Irre verständlich. Menschen mit psychischer Erkrankung wirksam unterstützen (3 Aufl. S. 15-17). Köln: Psychiatrie Verlag.

[5] vgl. Häfner, H. Krise und Suizid (1995). Krise und Suizid. In: Allhoff. P.J.; Leidel, J.; Ollenschläger, G. & Voigt, P. (Hrsg.): Präventivmedizin: Praxis-Methoden-Arbeitshilfen (S. 3). Berlin/Heidelberg: Springer Verlag

2.4 Belastungs- Bewältigungsparadigma

Das Belastungs-Bewältigungsparadigma erklärt das Krisenerleben, den Umgang mit der Krise (Coping) und die Bedeutung von Ressourcen um eine Krise zu bewältigen. Lazarus entwickelte ein transaktionales Coping-Modell. Das Bewältigungsrepertoire weist folgende Faktoren auf: Konfrontative Bewältigung, Distanzierung, Selbstkontrolle, soziales Umfeld miteinbeziehen, Flucht oder Vermeidung, Lösungswege erarbeiten und positives Umdeuten. Welche Stressbewältigungsmöglichkeiten eine Person hat, hängt von der geistigen Bewertung und den persönlichen Ressourcen ab. Eruiert werden muss, ob das Ereignis eine Belastung für den/die Betroffenen*e darstellt. Entscheidend ist dann ob dem/der Betroffenen genügend eigene Ressourcen zur Bewältigung zur Verfügung stehen. Diejenigen Menschen, die ihre Probleme aktiv lösen möchten und Belastungen nicht zu nah an sich heranlassen und besonders diese, die von einem stabilen sozialen Umfeld aufgefangen werden, meistern Krisen leichter, als solche, die sich in belastenden Situationen hilflos fühlen, aufgeben und keine personellen Möglichkeiten haben ein unterstützendes, soziales Netzwerk zu aktivieren.[6] Durch die bestehende Bedrohung der Ressourcen in einer Krise ist es vor allem wichtig, bei der Intervention die Förderung der Ressourcen besonders zu gewichten.[7]

2.5 Krisenintervention

Hilfe aus der Krise können Betroffene beim sozialpsychiatrischen Dienst im Gesundheitsamt, bei psychosozialen Kontakt- und Beratungsstellen, psychiatrischen Institutsambulanzen oder bei Fachärzten für Psychiatrie und Psychotherapie finden. Ob eine Behandlung ambulant oder stationär erfolgt ist davon abhängig, wie schwer und komplex die Krise ist.[8] Es gibt allgemeine Handlungsmodelle zur Krisenintervention. Ihr Schwerpunkt ist auf die Problembearbeitung gerichtet. Laut Ciompi (Psychiater) ist diese in der Krise in folgenden Schritten anzugehen. Zu Beginn ist der Anlass für die Krise zu verstehen, indem man die momentane Situation und deren Hintergründe genau betrachtet. Die anschließend, gemeinsam erarbeitete Krisendefinition muss transparent und gut verständlich sein, um eine vertrauensvolle Basis zu schaffen. Im nächsten Schritt wird der Schwerpunkt auf die Gefühlslage und deren Bedeutung für den/die Klienten*in gelegt. Es ist hilfreich auf gewohnte Bewältigungsstrategien zurückzugreifen, die/den Betroffene*n mit der Realität zu konfrontieren und durch eine Prioritätenliste die Dringlichkeit der Anliegen herauszufinden. Auch sollte dem eigenen Rückzug, durch die Kontaktaufnahme zu Vertrauenspersonen, aktiv entgegengewirkt werden. Das abschließende Besprechen gewonnener Erkenntnisse und hilfreicher Vorgehensweisen, welche ins Bewusstsein gerufen wurden, kann helfen diese Vorgehensweisen als Ressource für weitere mögliche Krisen zu sehen.

---

[6] vgl. Kunz, S.; Scheuermann, U.; Schürmann, I. a.a.O. (s. 187).
[7] vgl. Kunz, S.; Scheuermann, U.; Schürmann, I. a.a.O. (s. 188).
[8] vgl. Roth- Sachenheim, Christa; Hauth Iris (o.J.). Psychischer Notfall kann Soforthilfe erforderlich machen. Zugriff am 22.03.2019. Verfügbar unter https://www.neurologen-und-psychiater-im-netz.org/krisenotfall/akute-psychische-krise/.

Auch das Interventionskonzept von dem Arzt und Psychotherapeuten Sonneck stellt ein hilfreiches Modell in der Krisenintervention dar. Das Modell **BELLA** steht für:

B – Beziehung aufbauen

E – Erfassen der Situation

L – Linderung der Symptomatik

L – Leute einbeziehen die unterstützen

A – Ansatz der Problembewältigung

Einen systemisch konstruktiven Ansatz zur Lösung einer Krise gibt Boxbücher/Egidi. Auch hier wird besondere Wichtigkeit auf die Ressourcen der Betroffenen gelegt, welche im Fall der Krise nicht genutzt werden, jedoch wieder aktiviert werden müssen, um aus der Krise zu finden. Durch verschiedene Fragetechniken soll es möglich werden die Situation aus anderen Blickwinkeln zu betrachten.[9]

3 Burnout als Krise

3.1 Begriffsbestimmung

Der amerikanische Psychologe Herbert Freudenberger entdeckte und benannte das Burnout-Syndrom.[10] Der Begriff "burn out" kommt aus dem Englischen und bedeutet so viel wie "ausbrennen", im Sinne von erschöpft sein oder versagen. Dies kann aus der Überforderung der eigenen Kräfte, Fähigkeiten oder Ressourcen resultieren. Eine passende und zeitgemäße Definition für das Burnout-Syndrom ist der totale Erschöpfungszustand auf geistiger und körperlicher Ebene nach der im Vorfeld hohen Arbeitsbelastung sowie Stress und Überforderung.[11] Betroffene vergleichen dieses Gefühl häufig mit einem ausgehenden Feuer. Bildlich beschrieben wird dieser emotionale Begriff auch wie ein ausgebranntes Haus, von dem nur noch Bruchteile übriggeblieben sind, es jedoch noch qualmt und raucht. Es kann möglicherweise wieder rekonstruiert werden, jedoch wird es nie mehr dasselbe sein.[12]

3.2 Entstehung von Burnout

Unzählige Wissenschaftler*innen haben sich mit der Definition, Entstehung und den Symptomen von Burnout beschäftigt. Nicht Symptome allein, sondern vielmehr erklären einzelne Phasen, welche der/die Patent*in durchlaufen hat, die Entstehung von Burnout. Nach Freudenberger sind die Patienten*innen in der ersten Phase von Müdigkeit geplagt, möchten jedoch ihre Effizienz in der Arbeit beibehalten und versuchen schlechte Empfindungen zu ignorieren, was einen enorm hohen Energieaufwand bedeutet. In Phase zwei erfahren Betroffene, wenn sie ihr gefordertes Leistungsniveau nicht mehr halten können, gesundheitliche Beeinträchtigungen sowohl psychischer als auch körperlicher Art. Dies zeigt sich unter anderem durch Eintönigkeit, Desinteresse und Impulsivität seitens der Betroffenen. Einige Wissenschaftler*innen unterteilten den

---

[9] vgl. Kunz, S.; Scheuermann, U.; Schürmann, I. a.a.O. (s. 194ff.).
[10] vgl. Ruhwandl, D. (2010). Top im Job – ohne Burnout durchs Arbeitsleben (2 Aufl. S. 15). Stuttgart: Klett-Cotta.
[11] vgl. Maslach, Christina (1982). Burnout: The cost of caring (S. 1). Englewood Cliffs: Prentice Hall.
[12] vgl. Hemmerich, F. (2011). Wendepunkt Burnout (S.13). Augsburg: Maro Verlag.

Prozess noch in weitere Phasen. Einig sind sie sich darüber, dass anfänglicher nicht zu bewältigender Stress, in destruktives Verhalten mündet, daraufhin physische Erschöpfung folgt, was letztes Endes das eigentliche Ausbrennen zur Folge hat und die Gefahr der sich daraus entstehenden Depression besteht.[13] Oft wird Burnout auch als Teufelskreis beschrieben. Eine negativ prägende, unkontrollierbare Situation führt zu Minderung des Selbstbewusstseins. Häufen sich solche Erlebnisse, fühlen sich diese Menschen im verstärkten Maße inkompetent und minderwertig was zur Folge hat, dass Stresssituationen nicht mehr bewältigt werden können.[14] Die Ursachen eines Burnouts liegen im Stress begründet, wobei dies alleine Burnout nicht erklären kann, denn Menschen reagieren auf massiven Stress sehr unterschiedlich und empfinden diesen nicht gleichermaßen.[15] Durch die Hirnforschung weiß man, dass das Gehirn im Stresszustand seine ganze Energie für die Beibehaltung seiner eigenen Funktion braucht und in der Lage ist dem Körper die Energie zu entziehen, welche es zu seiner eigenen Versorgung braucht. Dadurch sind totale Erschöpfungszustände oder auch etwaige organische Beschwerden bei Burnout Betroffenen zu erklären. Zudem kann zu viel Stress die Gehirnstruktur verändern und Nervenzellen vernichten, wodurch Entspannungsschwierigkeiten und Störungen im Kurzzeitgedächtnis entstehen können. Burnout kann jeden treffen, von der berufstätigen Mutter, bis hin zum/zur hochbezahlten Manager*in, Arzt*in, Lehrer*in, Menschen aus sozialen Berufen u.v.m. Dennoch muss der Stress, welcher ins Burnout führt, nicht zwangsläufig berufsbedingt sein, z.B. auch die Frau, welche ihre kranke Mutter pflegt, kann durch die Selbstüberforderung in solch eine Krise geraten.[16]

3.3 Anzeichen von Burnout

3.3.1 Frühwarnzeichen

In die Transaktionsanalyse von Eric Berne wurde von Taibi Kahler der Begriff Antreiber eingefügt. Der Antreiber wird als innerliche Macht beschrieben, die das gewünschte Verhalten vorgibt. Fünf Antreiber werden beschrieben. Erstens „sei perfekt", was bedeuten soll, dass die eigene beste Leistung immer noch verbesserungswürdig zu sehen ist. Zweitens „streng dich an!" was meint die ganze eigene Kraft geben zu müssen. Der dritte Antreiber besagt „beeil dich!", was so viel heißt wie erledige alles so schnell wie möglich, auch wenn keine Eile geboten ist. „Sei stark!" ist der vierte Antreiber und besagt, dass Gefühle Schwäche bedeuten und somit unterdrückt und nicht gezeigt werden sollen. „Nimm dich nicht so wichtig!" beschreibt den fünften Antreiber „mach es allen recht!". Er fordert zuerst an die Erwartungen anderer zu denken und diese we-

---

[13] vgl. Hillert, A.; Marwitz, M. (2006). Die Burnout Epidemie. Oder brennt die Leistungsgesellschaft aus? (S.74). München: C.H. Beck oHG.
[14] vgl. Hillert, A.; Marwitz, M. a.a.O. (S. 75).
[15] vgl. Burisch, M. (2014). Das Burnout-Syndrom. Theorie der inneren Erschöpfung (5. Aufl. S.73). Heidelberg: Springer Verlag.
[16] vgl. Kersten, Wolfram (2019). Das Burnout-Syndrom. Eine falsch verstandene Stresskrankheit. Zugriff am 20.03.2019. Verfügbar unter https://dr-kersten.com/behandlung/burnout-syndrom?gclid=CjwKCAjwmq3kBRB_EiwAJkNDp1jKxBh2eAZd7uWyZwOWvT-P7xSwSarJ5BhkQX-vwiDyEx2ydSPPVRoCYmwQAvD_BwE.

sentlich wichtiger zu nehmen, als eigene Bedürfnisse. Mindestens ein Antreiber oftmals auch alle fünf sind bei der Früherkennung eines Burnoutsyndroms vorhanden.[17]

3.3.2 Symptome Burnout

Dagmar Ruhwandl erklärt den Verlauf von Burnout anhand einer Ampel. Phase eins ist die Phase der emotionalen Erschöpfung. Hier entsteht das Gefühl des Ausgebranntseins, des Deprimiertseins, einhergehend mit dem Verlust der Möglichkeit sich in Ruhephasen zu erholen, auch steht kaum mehr nutzbare Energie zur Verfügung. Regeneration ist nicht mehr möglich, da nicht genug Zeit aufgebracht wird, sich mit der Wichtigkeit von Erholung zu beschäftigen. Ressourcen, die in der Vergangenheit zur Erholung dienten, wie bspw. Hobbies, bringen nicht mehr den gewünschten Erfolg. Hier steht die Ampel zwar noch auf grün, man sollte sich jedoch gleichzeitig auch mit dem Bremsen beschäftigen, um ein entstehendes Problem verhindern zu können. Es sollte nach neuen Regenrationsmöglichkeiten gesucht werden, um Geist und Körper die benötigte Entspannung zu geben. Die zweite Phase ist die Phase der Depersonalisation, hier steht die Ampel auf gelb. In dieser Phase zeigt sich Gereiztheit, Gleichgültigkeit, wenig bis keine Emotionen gegenüber anderen Menschen und der persönliche Rückzug aus der Gesellschaft. Menschen nehmen nur noch passiv am Arbeitsleben teil, die Eigeninitiative geht in dieser Phase verloren. Hier ist es wichtig das Risiko und die drohende Gefahr durch weiteres Gas geben zu erkennen und zu bremsen. Rückzug aus der Gesellschaft bedeutet auch den Kontaktabriss zu vertrauten Personen. Dieser Kontakt ist jedoch überaus wichtig in einer Krise und sollte unbedingt gefördert werden. In Phase zwei ist es an der Zeit ärztliche oder psychologische Hilfe in Anspruch zu nehmen. Die dritte Phase ist die Phase der Leistungseinschränkung. Hier leuchtet die Ampel rot und es sollte bereits gebremst worden sein, um schlimmeres zu vermeiden. Hiermit ist gemeint, dass es ohne die professionelle Hilfe eines Arztes, Psychiaters oder Nervenarztes kein Weiterkommen mehr gibt. In dieser Phase verlieren Menschen ihr Selbstvertrauen, ihre Kompetenz, die Fähigkeit Leistung zu bringen und erleben kaum mehr Positives. Betroffene sind nicht mehr in der Lage den Anforderungen der Arbeitswelt gerecht zu werden, was den Rückzug durch Arbeitsunfähigkeit zur Folge hat.

Zu diesen Phasen gesellen sich häufig auch körperliche Beschwerden. Am häufigsten sind das typische psychosomatische Symptome, wie bspw. Herzbeschwerden, Magen-Darmbeschwerden, Tinnitus, Kopfschmerzen und Rückenschmerzen, für die auch nach aufwendigen Untersuchungen kein Grund gefunden werden kann. Diese körperlichen Symptome können sich durchaus schon lange Zeit vor dem Eintreten des tatsächlichen Ausbrennens zeigen.[18] Auch wenn es schwierig ist Burnout über Symptome eindeutig zu diagnostizieren, leiden Betroffene unter Erschöpfung, an Mangel an Zu-

---

[17] vgl. Gührs, Manfred; Nowak, Claus (2014). Ein Leitfaden. Für Beratung, Unterricht und Mitarbeiterführung mit Konzepten der Transaktionsanalyse (7. Aufl. S. 235). Meezen: Limmer Verlag.
[18] vgl. Ruhwandl, D. a.a.O. (S. 27ff.)

friedenheit, dem Gefühl des Versagens, oft kombiniert mit Hoffnungslosigkeit und die andauernde negative Einstellung der Arbeit und dem Leben gegenüber.[19]

3.4 Diagnose: Burnout oder Depression?

Laut den internationalen Klassifikationen von Krankheiten ist Burnout keine Diagnose, deshalb diagnostizieren Ärzte ein Burnout oft als Erschöpfungsdepression und können dies somit über die die Krankenkasse abrechnen.[20] Meist führen körperliche Beschwerden einhergehend mit totaler Erschöpfung die Menschen zum Arzt. Mediziner*innen diagnostizieren daraufhin oft eine Depression, Angststörung oder psychosomatische Erkrankungen. Es ist schwierig Burnout und Depression zu unterscheiden. In beiden Fällen zeigen sich oft gleiche Symptome wie bspw. Verlust des Selbstvertrauens, Leistungseinschränkungen, Gereiztheit u.v.m. Im Unterschied zu einem Burnout, zieht sich eine Depression meist durch das gesamte Leben und greift alle Lebensbereiche an, auch haben Betroffene das Gefühl von unendlicher Traurigkeit, geben eher auf und trauen sich nichts zu. Sie haben die Lust am Leben teilzuhaben verloren. Beim Burnout ist der Zustand der Depression auf einen Zeitraum begrenzt. Der Rückzug aus dem sozialen Umfeld und dem Kreis enger Bezugspersonen ist zu beobachten.[21] Deshalb ist es in dieser Situation besonders wichtig, sich einem Facharzt für Psychiatrie oder Nervenheilkunde anzuvertrauen, um eine professionelle Diagnose und Hilfestellung zu bekommen. Trotzdem bekommen Betroffene anstelle einer Therapie, welche die Ursachen der Entstehung aufarbeitet und behandelt, oft Medikamente gegen Depressionen. Nicht beachtet wird hierbei, dass die Ursache des Burnouts nicht in einer tiefen Traurigkeit liegt, sondern im enormen Stress begründet ist. Das soll nicht heißen, dass auch Medikamente wie bspw. Antidepressiva, bei der Behandlung eines Burnouts nicht unterstützend und hilfreich sein können, denn diese können Menschen in der akuten Phase helfen, Wege aus der Antriebslosigkeit und der Hilflosigkeit zu finden. Im Unterschied zu einer depressiven Person, die nicht mehr kann und Schonung braucht, braucht der/die Burnout Betroffene einen Lichtblick, um einen Weg aus der Hilflosigkeit zu finden.[22] Bleiben Burnout Betroffene in ihrer Situation gefangen und finden keinen Ausweg, ist der Weg in eine Depression nicht mehr weit.[23]

3.5 Cary Cherniss: Acht Faktoren die ein Burnout begünstigen

Der Psychologe Cary Cherniss sieht die Umwelt als größten Burnout Einflussfaktor. Faktor eins, ist die Qualität des Einführungsprozesses in der Arbeitswelt. Hiermit ist gemeint, dass Berufsanfänger oder Menschen beim Antritt einer neuen Arbeitsstelle zu hohen Anforderungen ausgesetzt sind und die Orientierungsphase zu kurz ist. Hier-

---

[19]vgl. Maroon, Istifan (2008). Burnout bei Sozialarbeitern. Theorie und Interventionsperspektiven (S.7). Hildesheim: Georg Olms Verlag AG.
[20]vgl. Elsäßer, J.; Sauer, K. (2014). Burnout in sozialen Berufen. Öffentliche Wahrnehmung, persönliche Betroffenheit, professioneller Umgang (Band 2, S. 7). Freiburg: Centaurus Verlag & Media UG.
[21]vgl. vgl. Ruhwandl, D. a.a.O. (S. 24).
[22]vgl. vgl. Ruhwandl, D. a.a.O. (S. 25).
[23]vgl. Kersten, Wolfram (2019). Das Burnout-Syndrom. Eine falsch verstandene Stresskrankheit. Zugriff am 20.03.2019. Verfügbar unter https://dr-kersten.com/behandlung/burnout-syndrom?gclid=CjwKCAjwmq3kBRB_EiwAJkNDp1jKxBh2eAZd7uWyZwOWvT-P7xSwSarJ5BhkQX-vwiDyEx2ydSPPVRoCYmwQAvD_BwE.

durch erleben sie Misserfolg, haben das Gefühl von Ausweglosigkeit und geraten unter Stress. Der zweite Faktor beschreibt die quantitative Arbeitsbelastung. Bspw. ist in sozialen Berufen die hohe Überlastung damit begründet, dass zu viel Zeit mit bürokratischen Aufgaben gefüllt ist und zu wenig Zeit bei der effektiven Arbeit mit den Klienten*innen bleibt. Faktor drei ist die intellektuelle Anregung. In vielen Arbeitsbereichen sind routinierte Arbeitsabläufe an der Tagesordnung was dazu führt, dass sich Arbeitnehmer*innen unterfordert fühlen können und somit das Selbstwertgefühl sinkt. Der vierte Faktor erklärt die Einseitigkeit des Klientenkontakts. Einseitiger negativer Klientenkontakt kann Burnout unterstützen, die Vielseitigkeit hierbei spielt eine große Rolle für das positive psychischen Befinden. Das Ausmaß der bürokratischen Kontrolle beschreibt Faktor fünf. Durch zu viele einzuhaltende Vorschriften, wird der eigene Entscheidungsspielraum beschränkt. Es ist nicht mehr möglich, frei und kreativ arbeiten zu können. Faktor sechs zeigt die Eindeutigkeit der Arbeitsziele auf. Arbeitnehmer*innen sollten das Ziel ihrer Arbeit verstehen können. Umso weniger Konfliktpotential es durch undefinierte und unklare Ziele gibt, umso weniger Streitigkeiten entstehen am Arbeitsplatz. Die Wichtigkeit der Führung wird in Faktor sieben aufgezeigt. Lob und Wertschätzung bei Erreichung eines Ziels durch den Arbeitgeber*in ist für Arbeitnehmer*innen enorm wichtig und es kann sogar dazu führen deren Leistung zu steigern. Auch Rat und Hilfestellung durch die/den Vorgesetze*n führen dazu, dass Arbeitnehmer*innen entlastet werden und die Schwelle der Angst vor Fehlern sinkt. Der letzte Faktor führt das Verhältnis zu Kollegen auf. Ein gutes kollegiales Verhältnis ist hilfreich für ein gutes Miteinander. Arbeitnehmer*innen können untereinander Rat finden, Informationen austauschen und intellektuelle Anregung finden. In Berufen, in denen ein großer Konkurrenzkampf herrscht, kommt Burnout häufiger vor, als in Arbeitsfeldern in denen Menschen miteinander kooperieren.[24] Besonders Menschen in sozialen Berufen, welche sich mit hohem Engagement um die Bedürfnisse anderer Menschen kümmern sind einer hohen Belastung ausgesetzt und werden dafür oft nicht gebührend bezahlt und auch Lob, Anerkennung und Erfolg bleiben häufig aus. Aus diesem Grund stimmt das Gleichgewicht zwischen Arbeitsanforderung und Anerkennung nicht.[25]

3.6 Prävention und Therapie

Prävention und Therapie stützt sich gleichermaßen auf die Tatsache, dass Burnout eine Folge von chronischem Stress ist, so kann die Hilfeleistung ganz individuell oder systemisch durchgeführt werden. Die meisten Burnout-Behandlungskonzepte setzen ihren Schwerpunkt auf das sogenannte dreifache "E". Zum einen auf die Entlastung von Stress, bei der Stressfaktoren reduziert oder womöglich ganz ausgeschaltet werden müssen. Zum anderen der Erholung, durch einen Ausgleich wie bspw. Sport, um abzuschalten und wieder Energie zu tanken. Zuletzt auf die Ernüchterung womit gemeint ist, die Antreiber im besten Fall durch die "Erlauber" zu ersetzten (siehe Kapitel 3.3).[26] Um diese zu entschärfen, wird aktiv gegen den inneren Antreiber gearbeitet,

---

[24] vgl. Burisch, M. a.a.O. (S. 64-68).
[25] vgl. Hillert, A.; Marwitz, M. a.a.O. (S. 42).
[26] vgl. Hillert, A.; Marwitz, M. a.a.O. (S. 232-236).

indem man die "Erlauber" hört. Um gegen den Antreiber „sei perfekt!" anzugehen, sagt der "Erlauber" „ich darf Fehler machen!", gegen „streng dich an!" sagt er „ich darf es mir leicht machen!". Auf „beeil dich!" reagiert er mit „ich darf mir Zeit lassen!", der Antreiber sagt „sei stark!", der "Erlauber" hingegen „ich darf wahrnehmen und zeigen wie es mir geht". Der Antreiber bestimmt „mach es allen recht!", womit der "Erlauber" durch „ich bin der wichtigste Mensch in meinem Leben" entgegenwirkt. In der entsprechenden Therapie, sollen die "Erlauber" bei dem/der Klienten*in akzeptiert und gefördert werden.[27] Über eine Vielzahl von Studien, die über Metaanalysen zusammengefasst wurden hat sich gezeigt, dass durch das Erwerben von Stressbewältigungsstrategien Burnout behandelt werden kann und diese auch zur Prävention dienen.[28] Auch das Vulnerabilitäts-Stress-Bewältigungs-Modell zeigt auf, wie nach Überschreiten der kritischen Belastungsgrenze eines Menschen, die Gefahr in eine Krise zu geraten, durch das Einsetzen von Bewältigungsstrategien abgefangen werden kann. Die Gründe für die Verletzlichkeit müssen genau betrachtet werden, um über vorhandene oder zu erarbeitende Ressourcen geeignete Bewältigungsstrategien entwickeln zu können.[29] Die Stressbewältigungsstrategien werden in kurz oder langfristige Strategien unterteilt. Die kurzfristigen Bewältigungsstrategien dienen dazu, sich sofort nach der Stresssituation wieder entlasten zu können. Hierzu zählen solche wie die spontane Erleichterung durch bspw. tiefes durchatmen. Das aus dem Fenster in die Natur schauen, lenkt die Wahrnehmung um, um sich für einen Moment von der Belastung abzulenken. Auch positive Selbstgespräche, indem man sich Mut zuspricht und an sich glaubt, können hilfreich sein. Auch die Strategie der Abreaktion, durch bspw. auf den Tisch hauen, dient der kurzfristigen Stressbewältigung. Die langfristigen Bewältigungsstrategien dienen dem Betroffenen zur langfristigen Problemlösung, dem Aneignen und Verbessern der Fertigkeiten, welche Stressfaktoren vorbeugen (z.B. durch Zeitplanung). Um nicht mehr so Anfällig für Stresssituationen zu sein, dienen bspw. Entspannungsübungen wie Autogenes Training. Zufriedenheitserlebnisse sollten mehr Gewicht im Alltag bekommen. Die Möglichkeit Hobbys nachzugehen oder etwas zu genießen sollte wiederentdeckt werden. Um die Stressbelastung zu reduzieren ist es anzustreben, die Einstellung zu sich selbst zu ändern, indem weniger Perfektionismus angestrebt wird und auch Hilfe zugelassen werden kann. Die eigenen sozialen Fertigkeiten sollen verbessert werden, wie z.B. durch die Teilnahme an Supervision. Auch ist es wichtig soziale Unterstützung zuzulassen, indem private Kontakte gepflegt werden und hierdurch Hilfe gesucht und angenommen werden kann. Die Fertigkeiten zur Problemlösung müssen geschult werden, indem Problemlösungen erarbeitet und bspw. Zeitpläne erstellt werden um nicht unter Druck zu geraten. Auch der Aufbau von sozialen Fertigkeiten wie z.B. die eigene Abgrenzung. Es kann durchaus wichtig sein, Burnout Betroffene kurz- oder auch langfristig aus ihrem Arbeitsumfeld herauszunehmen um ihnen die Gelegenheit zu geben sich zu erholen und zu rehabilitieren.[30] Burnout Beschwerden können

---

[27] vgl. Gührs, Manfred; Nowak, Claus a.a.O. (. S. 240).
[28] vgl. Hillert, A.; Marwitz, M. a.a.O. (S. 237).
[29] vgl.Hammer, M.; Plößl I. a.a.O. (S.16).
[30] vgl. Hillert, A.; Marwitz, M. a.a.O. (S. 238- 248).

so schwerwiegend werden, dass die Diagnose einer psychischen Störung, etwa eine depressive Episode, gestellt werden kann. Hier kommen dann tiefenpsychologische oder verhaltenstherapeutische Behandlungen zum Einsatz.[31]

4   Fallbeispiel

Der 50 jährige Herr K. arbeitet seit 15 Jahren für ein bislang erfolgreiches Unternehmen im Vertrieb. Die Entwicklung des Unternehmens war stets positiv und die Umsätze steigerten sich von Jahr zu Jahr. Herr K. hat mit seiner Arbeit einen großen Teil zu dem Erfolg des Unternehmens beigetragen. Das Arbeitsvolumen und die benötigte Arbeitszeit wurden immer mehr, sodass Herr K. über viele Monate hinweg mit großem Pflichtbewusstsein und Engagement eine sechs bis sieben Tage Arbeitswoche absolvierte. Im letzten Jahr ließen sich aufgrund konjunktureller Gegebenheiten die Umsätze nicht mehr wie gewohnt steigern. Dies hatte zur Folge, dass von Seiten der Unternehmensleitung der Druck auf den Vertrieb und auch auf Herrn K. erhöht wurde, wieder mehr Umsatz zu generieren. Diese Forderungen gingen einher mit Unmut und Kritik Herrn K. gegenüber. Fortan fiel es Herrn K. sehr schwer die geforderte Arbeit zu leisten. Es war kein Spaß mehr bei der Arbeit und auch die immer noch großen Umsätze die er machte, hatten keine Anerkennung seitens seiner Arbeitgeber zur Folge und gaben ihm somit nicht das Gefühl erfolgreich zu sein. Zudem kam es zu einem Bandscheibenvorfall, womit er zwar erst noch unter heftigen Schmerzen versucht hat die Erwartungen seines Unternehmens zu erfüllen, bis ihn dann Menschen aus seinem sozialen Umfeld auf seine Situation aufmerksam machten und ihm angeraten haben sich krank zu melden und in ärztliche Betreuung zu begeben. Im Laufe der Zeit war es Herrn K. nicht mehr möglich Termine im nahen regionalen Umfeld wahrzunehmen, denn dies war für Herrn K. eine zu große psychische und physische Belastung. Herr K. befolgte den Rat seiner Mitmenschen und ließ sich krankschreiben. Schon nach einem Monat erhielt er die Kündigung seines Arbeitsvertrages von Seiten der Firma. Daraufhin setzte sich Herr K. mit einem Freund zusammen, öffnete sich und formulierte seine Ratlosigkeit und seine Probleme. Zufälligerweise war sein Gesprächspartner in dem Bereich Arbeitsrecht und Vertrieb sehr kompetent und konnte ihm die Situation in der er sich arbeitsrechtlich befand deutlich vor Augen führen. In den darauffolgenden Wochen fand ein reger Austausch von Informationen und einer Strategieentwicklung bezüglich des Weiteren Verhaltens und Vorgehens statt. Herr K. war über die Aufmerksamkeit, Kompetenz und die dadurch stattfindende Stressbewältigung sehr dankbar und erholte sich. Mittlerweile ist Herr K. wieder soweit stabil, dass er in aussichtsreichen Gesprächen mit einem neuen Arbeitgeber steht und sich auf eine neue Perspektive in einem positiven Arbeitsumfeld freut.[32]

Dieser Fall zeigt die Entwicklung eines Burnouts in langsamen Schritten. Herr K. brachte über viele Jahre außerordentliche Leistung, welche jedoch durch den Wandel der Wirtschaftssituation nun nicht mehr ausreichend war. Er arbeitete mehr als zuvor aber

---

[31] vgl. Hillert, A.; Marwitz, M. a.a.O. (S. 249).
[32] Privater Fall

Erfolgserlebnisse, Lob und Anerkennung blieben aus, bis Herr K. schließlich physisch (Bandscheibenvorfall) und psychisch (konnte keine Termine mehr wahrnehmen) erkrankte. Glücklicherweise hatte Herr K. einen funktionierenden Freundeskreis. Er war noch in der Lage diese außerordentlich wichtige Ressource zu nutzen und suchte dort Hilfe. Er bezog diesen aktiv in seine Stressbewältigung mit ein. Hierdurch wurde ein kompletter Rückzug seinerseits verhindert. Herr K. fühlte sich in einem sicheren helfenden Umfeld. Er wurde durch täglichen Kontakt und intensive lösungsorientierte Gespräche von seinem Freund begleitet und sah in ihm einen kompetenten Berater dem er vertraute. So sah er Licht am Horizont und konnte sich langsam, trotz bestehender Schwierigkeiten (Kündigung) aus der Krise erholen. In diesem Fall ist deutlich zu sehen, dass enormer Stress in Kombination mit geringer Wertschätzung und unerreichbarer aber geforderter Arbeitsleistung in eine Krise geführt haben, aber genutzte Ressourcen eine hilfreiche Stressbewältigungsstrategie waren und einen Weg aus der Krise ermöglichten.

5   Fazit

Die Auseinandersetzung mit dem Thema Burnout hat mir gezeigt, dass der Begriff von der Gesellschaft häufig und leichtfertig verwendet wird, jedoch Mediziner*innen, Psychologen*innen und Helfende in der Diagnose vor große Herausforderungen gestellt werden. Die Krise Burnout ist nicht einfach zu diagnostizieren, da sie sich aufgrund ähnlicher Symptome nicht ohne weiteres von einer Depression unterscheiden lässt. Grund für die immer häufiger in Erscheinung tretende Krise Burnout, ist der zunehmende Leistungsdruck der Gesellschaft und der Arbeitswelt und der damit in Zusammenhang stehende Stress. Dadurch kommt es bei Einzelnen zu enormen Überlastungen und Überforderungen. Besonders betroffen sind Menschen die sehr hilfsbereit sind, Schwierigkeiten haben Grenzen aufzuzeigen und mehr Arbeit annehmen, als sie leisten können, solche die für ihre Arbeit oder Mitmenschen brennen, denn nur diese die brennen können auch ausbrennen. Während der Ausarbeitung dieser Hausarbeit, habe ich mir viele Gedanken über mein zukünftiges Berufsbild des Sozialarbeiters gemacht und kam zu der Erkenntnis, dass trotz der erlernten Methoden zu Stressbewältigung ich trotzdem nicht sicher vor einem Burnout geschützt bin. In der Sozialen Arbeit ist das Risiko in eine solche Krise zu geraten, besonders hoch. Das individuelle Leid und die Verzweiflung mit denen der/die Sozialarbeiter*in täglich konfrontiert wird, kann auch bei ihm/ihr zu einer hohen emotionalen Belastung und negativem Stress führen. Menschen in sozialen Berufen arbeiten meist sehr engagiert und befinden sich in einer hohen Arbeitsbelastung. In der Rolle helfen zu wollen, steht man oft schweren Situationen gegenüber, ist oft machtlos und eine positive Veränderung ist nicht immer herbeiführbar. Aus diesem Grund kann das hohe Engagement in Kombination mit zu geringem Erfolg, Anerkennung und meist zu geringer Bezahlung in ein Burnout führen. Mir ist klar geworden, wie bedeutsam gute Arbeitsstrukturen, ein positives Arbeitsumfeld, positive Motivation Respekt und auch eine gesunde Einbettung in ein soziales Umfeld sind, um Burnout vorzubeugen. Zuletzt, aber vielleicht am wichtigsten, ist die eigene

Achtsamkeit. Menschen brauchen ein hohes Maß an Eigenverantwortung, Bewusstsein und das Wissen über die Notwendigkeit der Abgrenzung, der Selbstreflexion und der Selbstbesinnung, um sich zu erholen, zu Kraft zu kommen und die eigenen Ressourcen zu stärken.

6 Literaturverzeichnis:

1. Burisch, Matthias (2014). Das Burnout-Syndrom. Theorie der inneren Erschöpfung (5. Aufl.). Heidelberg: Springer Verlag.

2. Elsäßer, J.; Sauer, K. (2014). Burnout in Sozialen Berufen. Öffentliche Wahrnehmung, persönliche Betroffenheit, professioneller Umgang (Band 2). Freiburg: Centaurus Verlag & Media UG.

3. Enzmann, Dirk; Kleiber, Dieter (1989). Helfer-Leiden. Streß und Burnout in psychosozialen Berufen. Heidelberg: Roland Ansager.

4. Gührs, Manfred; Nowak, Claus (2014). Ein Leitfaden. Für Beratung, Unterricht und Mitarbeiterführung mit Konzepten der Transaktionsanalyse (7. Aufl.). Meezen: Limmer Verlag.

5. Häfner, H. Krise und Suizid (1995). Krise und Suizid. In: Allhoff. P.J.; Leidel, J.; Ollenschläger, G. & Voigt, P. (Hrsg.): Präventivmedizin: Praxis-Methoden-Arbeitshilfen (S. 3). Berlin/Heidelberg: Springer Verlag

6. Hammer, Matthias; Plößl Irmgard (2015). Irre verständlich. Menschen mit psychischer Erkrankung wirksam unterstützen (3 Aufl.). Köln: Psychiatrie Verlag.

7. Hemmerich, Fritz Helmut (2011). Wendepunkt Burnout. Augsburg: Maro Verlag.

8. Hillert, Andreas; Marwitz, Michael (2006). Die Burnout Epidemie. Oder brennt die Leistungsgesellschaft aus? München: C.H. Beck oHG.

9. Kunz, Stefanie; Scheuermann, Ulrike; Schürmann, Ingeborg (2009). Krisenintervention. Ein fallorientiertes Arbeitsbuch für Praxis und Weiterbildung (3. Aufl.). Weinheim/München: Juventa Verlag.

10. Maroon, Istifan (2008). Burnout bei Sozialarbeitern. Theorie und Interventionsperspektiven. Hildesheim: Georg Olms Verlag AG.

11. Maslach, Christina (1982). Burnout: The cost of caring. Englewood Cliffs: Prentice Hall.

12. Ruhwandl, Dagmar (2010). Top im Job – ohne Burnout durchs Arbeitsleben (2 Aufl.). Stuttgart: Klett-Cotta.

Internetquellen:

1. Kersten, Wolfram (2019). Das Burnout-Syndrom. Eine falsch verstandene Stresskrankheit. Zugriff am 20.03.2019. Verfügbar unter https://dr-kersten.com/behandlung/burnout-syndrom?gclid=CjwKCAjwmq3kBRB_EiwAJkNDp1jKxBh2eAZd7uWyZwOWvT-P7xSwSarJ5BhkQX-vwiDyEx2ydSPPVRoCYmwQAvD_BwE.

2. Roth- Sachenheim, Christa; Hauth, Iris (o.J.). Krise/Notfall: Akute psychische Krise. Zugriff am 22.03.2019. Verfügbar unter https://www.neurologen-und-psychiater-im-netz.org/krisenotfall/akute-psychische-krise/.

3. Roth- Sachenheim, Christa; Hauth, Iris (o.J.). Psychischer Notfall kann Soforthilfe erforderlich machen. Zugriff am 22.03.2019. Verfügbar unter https://www.neurologen-und-psychiater-im-netz.org/krisenotfall/akute-psychische-krise/.

4. Krisennavigator (2019). Krisenforschungsinstitut. Zugriff am 22.03.2019. Verfügbar unter www.Krisennavigator.de.

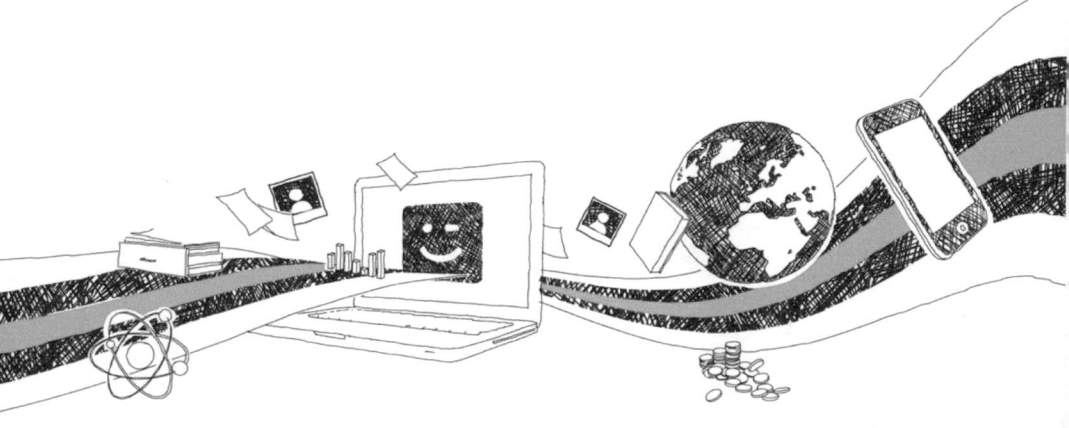
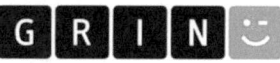